Eibe Hinrichs

Qualitätsmanagement im Krankenhaus: Einführung einer sogenannten Fehlerkultur / Sicherheitskultur unter Berücksichtigung des TQM -Ansatzes

Nutzen, Vorgehensweise, Problemstellungen

GRIN Verlag

Bibliografische Information der Deutschen Nationalbibliothek:

Die Deutsche Bibliothek verzeichnet diese Publikation in der Deutschen Nationalbibliografie; detaillierte bibliografische Daten sind im Internet über http://dnb.d-nb.de/ abrufbar.

Impressum:

Druck und Bindung: Books on Demand GmbH, Norderstedt Germany
ISBN: 978-3-656-61332-9

Dieses Buch bei GRIN:

http://www.grin.com/de/e-book/270518/qualitaetsmanagement-im-krankenhaus-einfuehrung-einer-sogenannten-fehlerkultur

Qualitätsmanagement im Krankenhaus:

Einführung einer sogenannten Fehlerkultur/ Sicherheitskultur unter Berücksichtigung des TQM Ansatzes

Nutzen, Vorgehensweise, Problemstellungen bei der Umsetzung und deren Lösungsansätze

Vorwort

Das Qualitätsmanagement hat nicht nur durch seine Kodifizierung im Sozialgesetzbuch (u.a. SGB V, §§ 135ff. oder SGB IX, § 20) eine herausragende Bedeutung im deutschen Gesundheitswesen erhalten, sondern ist aufgrund der am 01.01.2004 eingeführten Diagnosis Related Groups (DRG) in den eigentlichen Fokus geraten. Das neue Abrechnungssystem, das eine effizientere und wirtschaftliche Medizin – im Sinne von betriebswirtschaftlich orientierten Behandlungen, Operationen und Pflegeleistungen – zur Folge haben sollte, war u.a. die eigentliche Ursache für eine starke Verweildauerreduktion in den stationären Einrichtungen (Krankenhäusern). Die ersten Erfahrungen zeigen auf, dass im Hinblick auf notwendige, auch neue Qualitätsstandards von Seiten des Gesetzgebers und der Kostenträger gehandelt werden musste.
Um einer suboptimalen, medizinischen Behandlung, die sich letztlich nur auf die „Rechenbarkeit" von medizinischen Leistungen reduzierte, vorzubeugen, musste das Qualitätsmanagement mit seinen Aufgabenschwerpunkten der Qualitätssicherung, des Risikomanagements und des Beschwerdemanagements mehr gesetzliches und ethisches Gewicht gegeben werden.

Vor diesem Hintergrund ist es wichtig, eine Fehler<u>kultur</u> in den Gesundheitseinrichtungen zu entwickeln - die auch eine Sicherheitskultur bedeutet - und somit etwaigen Risiken, welche durch allzu wirtschaftliches, aber menschengefährdendes Handeln auftreten, vorbeugt. Daneben wird der Effekt erzielt, hohe Qualitätsstandards bei gleichzeitig hohem wirtschaftlichen Niveau zu entwickeln und/ oder zu erhalten. Die Qualitätssicherung – als eher „technisch" ausgerichtete Disziplin des Qualitätsmanagements – steht in der vorliegenden Arbeit nicht in der Diskussion, wobei damit nicht bedeutet werden soll, dass sie in der Wichtigkeit nicht denselben Rang wie das Risikomanagement oder das Beschwerdemanagement hätte. Das Beschwerde- und das Risikomanagement richten sich aber eher am menschlichen Fehler und am menschlichen Korrekturbedürfnis aus. Aus dem Grund wurde diesen beiden Aufgabenfeldern des Qualitätsmanagements in Gesundheitseinrichtungen in dieser Schrift der Vorzug gegeben.

Jößnitz/ Deggendorf
im Oktober 2009

E.H.

Inhaltsverzeichnis

Vorort 3

Inhaltsverzeichnis 5

Abkürzungsverzeichnis 6

1. Einleitung 8

2. Einführung und Umsetzung einer Fehlerkultur und Sicherheitskultur im Unternehmen 15

2.1. Beschwerdemanagement 18

2.2. Risikomanagement 25

3. Schlussbetrachtungen 36

Literaturverzeichnis 40

Anlagen 46

Abkürzungsverzeichnis

Abt.	Abteilung
AG	Aktiengesellschaft
AktG	Aktiengesetz
Aufl.	Auflage
CIRS	Critical Incident Reporting System
CQI	Continious Quality Improvement
DIN	Deutsche Industrie-Norm
DRG	Diagnosis Related Groups (Abrechnungssystem)
EFQM	European Foundation for Quality Management
FMEA	Failure Mode and Effects Analysis (Fehlermöglichkeits- und Einfluß-Analyse)
ggf.	gegebenenfalls
HA	Hauptabteilung
Hrsg.	Herausgeber
hsrg.	herausgegeben
ISO	International Organisation for Standardization
IV	Integrierte Versorgung
Jg.	Jahrgang
KTQ	Kooperation für Transparenz und Qualität im Krankenhaus
KVP	Kontinuierlicher Verbesserungsprozess

NHS	National Health Service (Staatliches Gesundheitssystem des Vereinigten Königreichs (Großbritannien))
PDCA-Zyklus	Plan-Do-Check-Act - Zyklus
o.V.	ohne Verfasserangabe
QM	Qualitätsmanagement
QZ	Qualitätszirkel
RMS	Risikomanagement-System
SG	Sachgebiet
sog.	sogenannte/n/s
TQC	Total Quality Control
TQM	Total Quality Management
u.a.	unter anderem
überarb.	überarbeitete
vgl.	vergleiche
z.B.	zum Beispiel
zit.	zitiert

1. Einleitung

Das „Total Quality Management" (auch unter dem Begriff „Umfassendes Qualitätsmanagement" bekannt) wurde zunächst in den 1990er Jahren in einzelnen, krankenhausspezifischen Projekten eingeführt. Quasi in Folge der Erkenntnis, dass „Qualität" als wichtiger Erfolgsfaktor für Unternehmen in der Industrie oder im Dienstleistungsbereich galt und gilt, wurden entsprechende Initiativen begonnen (u.a. Badura et al. 1995, Bundesminister(in) für Gesundheit 1993, 1995a, 1995b, 1997, 1998, 1998a, Verband der Krankenhausdirektoren 1997). Dabei zielte das *Qualitätsmanagement* vornehmlich auf die medizinische, pflegerische oder auch die eher technisch ausgerichtete *Qualitätssicherung.*[1] Erst sukzessive entwickelte sich ein, alle Berufsgruppen und Hierarchieebenen umfassendes, systematisches *Qualitätsmanagement* in den Gesundheitseinrichtungen - vorwiegend zunächst in den Krankenhäusern.[2]

Im TQM (Total Quality Management) ist - ähnlich wie beim Konzept des Continious Quality Improvement (CQI) und dem Total Quality Control (TQC) - die kollektive Verantwortung bei allen Mitarbeiterinnen und Mitarbeiter, welche eine führende Position von leitenden Fachleuten aus den medizinischen Berufen innehaben, zu konstatieren. Dies geschieht durch die führende Rolle des Qualitätsmanagements (QM), wobei ein starker Akzent auf ein aktives Engagement aller Beteiligten bei gleichzeitiger, kontinu-

---

[1] siehe hierzu auch Pinter, E./ Swart, E./ Vitt, K. O.: (Praxis)
[2] vgl. Mühlbauer, Bernd H.: (Qualitätsmanagement), S. 1

ierlicher Verbesserung der Resultate und Prozesse gelegt wird. Dabei darf nicht übersehen werden, dass die QM-Prinzipien die Risiken von Kontroversen zwischen den Akteuren, z.B. durch Kompetenzkonflikte und Prestigefragen, möglich macht.[3]

Im Rahmen von TQM-Anstrengungen findet eine zunehmende Kundenorientierung statt, die unternehmensinterne Vorgänge einbezieht. Somit werden interne Prozesse als Kunden-Lieferanten-Beziehungen verstanden.[4]

Es ist unbestritten, dass der Aufbau eines QM-Systems im Krankenhaus prinzipiell sowohl nach der DIN ISO 9000-Reihe - insbesondere DIN ISO 9004-2 - als auch nach dem TQM-Konzept möglich ist. Um die Ziele der Sicherung der Patientenzufriedenheit, der Wirtschaftlichkeit und der Leistungsfähigkeit gewährleisten zu können, müssen u.a. nachstehende Bedingungen erfüllt sein. Das umfassende Qualitätsmanagement kann nur erfolgreich sein, wenn

- es vorbehaltlos von der Unternehmens- bzw. Krankenhausleitung unterstützt wird;
- klare Qualitätsziele und -standards entwickelt werden;
- eine sorgfältige Personalauswahl und -schulung erfolgt;
- der Handlungsspielraum und die Eigenverantwortlichkeit der Mitarbeiter erweitert werden („empowerment");

---

[3] vgl. Bundesärztekammer (Hrsg.): (Leitfaden). S. 40f.
[4] vgl. Stauss, B./ Seidel, W.: (Beschwerdemanagement I), S. 122f.

- durch den Aufbau interdisziplinärer Qualitätszirkel eine organisationsweite Transparenz und gleichzeitig eine verbesserte Partizipation des Personals ermöglicht werden;
- kontinuierliche Befragungen zur Mitarbeiter- und Patientenzufriedenheit als Instrument der eigenen Qualitätskontrolle durchgeführt werden;
- interne und externe Audits erfolgen;
- alle qualitätsrelevanten Informationen laufend in einem computergeschützten Managementinformationssystem erfasst, aufbereitet und analysiert werden;
- die Lieferqualität der Zulieferunternehmen gewährt ist;
- ein Marketing zur Sicherung gegenwärtiger und zukünftiger Nachfrage sowie zur Darstellung der Krankenhausleitung nach außen betrieben wird.[5]

Das Qualitätsmanagement sollte die Mitarbeiterinnen und Mitarbeiter veranlassen, die Qualität der eigenen Leistung zu hinterfragen. Das Ziel von Qualitätsmanagement ist nicht die Sanktionierung begangener Fehler als vielmehr aus begangenen Fehlern einen Lernprozess zu initiieren, der in der Zukunft eine bessere Qualität erbringen bzw. einen hohen Qualitätsstandard aufrecht erhalten sollte.[6] Es bedarf daher einer Entwicklung einer Fehler- und Sicherheitskultur, die diese Prozesse fördert.

---

[5] zit. Butthof, W.: (Qualitätsmanagement), S. 114
[6] vgl. Bundesärztekammer (Hrsg.). (Leitfaden), S. 689

Eine hilfreiche Unterlage bietet hierzu der Qualitätsbericht, der u.a. die regelmäßige Berichterstattung an den Krankenhausträger, die Information der interessierten Öffentlichkeit, die krankenhausinterne Information sowie die Evaluation der Arbeit des Qualitätsmanagements als Funktion nennt.[7]

Grundlage des Qualitätsmanagements (QM) ist das prozessorientierte Modell, welches zum einen von der Leistungserbringung im Krankenhaus als auch zum anderen auf einer Meta-Ebene, die Verbesserung dieser Leistungsprozesse betrifft. Demnach begreift das QM das Krankenhaus als die Summe aller Einzelprozesse, deren Erfassung, Analyse und Veränderung zum Verständnis von Qualitätsproblemen und zur Qualitätsverbesserung notwendig sind. Von diesen Prämissen ausgehend ist das QM dem Prinzip der „kontinuierlichen Verbesserung" verpflichtet, d.h., dass jeder einzelne Verbesserungsansatz nur ein Schritt bedeutet, der sich in einen nicht endenden Prozess von Verbesserungsbemühungen befindet.

In der Organisationsstruktur müssen daher für die Praxis des Qualitätsmanagements Voraussetzungen geschaffen werden, die die Qualitätsverbesserung ermöglichen. Die konstitutive Entscheidungs- und die operative Projektebene sind hierbei voneinander zu unterscheiden. Entscheidungen im Zusammenhang mit der Prioritätensetzung im Rahmen des Qualitätsverbesserungsprozesses werden von der konstitutiven Ebene umfasst; zusätzlich ist dieser Ebene die Formulierung von Leitlinien zuzuordnen. Quali-

[7] vgl. Bundesärztekammer (Hrsg.): (Leitfaden), S. 84

tätszirkel (oder Qualitätskomitees) übernehmen im Rahmen der Qualitätsverbesserung die operativen Aufgaben.
Die notwendige Kundenorientierung und der „Kontinuierliche Verbesserungsprozess" (KVP) machen demnach Organisationsstrukturen erforderlich, die einen Veränderungs- und Verbesserungsprozess auf drei Ebenen wirksam sein lassen:

- die Ebene der Verbesserung von patientenrelevanten Parametern der Prozess- und Ergebnisqualität;
- die Veränderung der Organisationsstrukturen in Richtung einer Integration und Koordination; die verbesserte Möglichkeit zur notwendigen Spezialisierung und Differenzierung;
- die Durchführung von Veränderungsprozessen, um aus Fehlern zu lernen (lernende Organisation), um in einer kontinuierlichen Auseinandersetzung mit dem Umfeld adäquate Organisationsstrukturen und -prozesse zu erhalten.[8]

Die sich daraus etablierende Fehler- und Sicherheitskultur kann sich über das Beschwerdemanagement, die Qualitätssicherung und das Risikomanagement, die dem Qualitätsmanagement als Aufgaben zugeordnet sind, weiter entwickeln und zu Führungsinstrumenten werden, um einerseits die Fehler schnellstmöglich zu erfahren und ggf. präventiv vorzugehen, andererseits auch Ge-

[8] vgl. Köck, Chr.: (Qualitätsmanagement), S. 45ff.

fahren für das Unternehmen und seiner Mitarbeiter frühzeitig zu erkennen. Im Sinne präventiver Maßnahmen und einer Schadensbegrenzung ist daher die Fehler- und Sicherheitskultur wichtig; ein funktionierendes Beschwerdemanagement und Risikomanagement sowie eine umfassende Qualitätssicherung sind unabdingbar für ein erfolgreiches Unternehmen und Krankenhaus.

Die Versicherungsunternehmen beispielsweise bewegen - zwingen geradezu[9] - die Krankenhäuser zunehmend ein Risikomanagement (Risk-Management) einzuführen, um schlechte ärztliche und pflegerische Leistungen zu vermeiden und so die Regresspflicht bei Haftpflichtschäden zu reduzieren. Das Risikomanagement - auch, wenn es die Rechtsform nicht sowieso gesetzlicherseits vorsieht[10] - findet damit den Eingang über das Qualitätsmanagement des Krankenhauses in die Organisation. Neben dem Instrument einer „Integrierten Versorgung" (IV), welches auch durch die Qualitätssicherung und das Qualitätsmanagement begründet wird (z.B. werden über Kataloge, Leitlinien, Verfahren und Sanktionen, die vertraglich oder gesetzlich bzw. durch Verordnungen die Qualität und das Ergebnis der angestrebten diagnostischen Behandlung sektorenübergreifend bestimmt), greifen das QM mit der Aufgabe der Qualitätssicherung auch in die Maßnahmen, juristischen Bestimmungen sowie in die

---

[9] Die Einführung oder die Unterlassung eines Risikomanagements hat erheblichen Einfluss auf die Prämiengestaltung bei Haftpflichtversicherungen in den Krankenhäusern.

[10] z.B. in der Aktiengesellschaft (AG)

Leistungserbringung der Krankenhäuser und in die Arbeit des medizinischen Personals (Krankenpflege, Ärztlicher Dienst) ein.[11]

So ist es sinnvoll, durch das Qualitätsmanagement die dazu gehörenden Instrumente und Aufgabengebiete eines Beschwerdemanagements, eines Risikomanagements und einer Qualitätssicherung zu implementieren, um die notwendige Fehler- und Sicherheitskultur eines erfolgreichen Unternehmens zu etablieren. Insbesondere dem Beschwerdemanagement und dem Risikomanagement kommt auf der humanitären Seite dieser Kulturentwicklungen eine besondere Bedeutung zu.

[11] vgl. Mühlbauer, B. H.: (Qualitätsmanagement), S. 6

2. Einführung und Umsetzung einer Fehlerkultur und Sicherheitskultur im Unternehmen

Die Annahme, dass in dem Gesundheitssystem noch Rationalisierungspotenziale existieren, die erschlossen werden müssen, bevor es zu einer Ausgabensteigerung kommen darf, führt zu der Forderung an die Krankenhäuser, kostenbewusster und wirtschaftlicher zu arbeiten. Dies ist ohne Qualitätseinbußen bei der Patientenversorgung nur durch eine Effizienzsteigerung erreichbar.

Hieraus wiederum ergibt sich die Aufgabe für jedes Krankenhaus, die erforderlichen, notwendigen Maßnahmen zu ergreifen, um etwaige Rationalisierungspotenziale zu erschließen. In der Diskussion unterschiedlicher Ansätze hat sich das Prozessmanagement durchgesetzt, wobei die Strukturdominanz aufzugeben ist und der Leistungserstellungsprozess in den Vordergrund gestellt wird. Die im Rahmen des Prozessmanagements durchgeführten Verbesserungsmaßnahmen beginnen mit einer Analyse der Leistungserstellung und der anschließenden Definition optimaler Prozesse. Erst nach diesen Schritten werden die Organisationsstrukturen entsprechend gestaltet.[12]

Additiv zum Prozessmanagement ist die konsequente Ausrichtung der Organisation auf die Kundenzufriedenheit erforderlich. In Krankenhäusern geht es beim Kundenbegriff nicht allein um Patientinnen und Patienten, da ein weites Feld heterogener möglicher „Kunden" (z.B. die Krankenkassen und -versicherungen, die ein-

[12] vgl. auch Ament-Rambour, Chr. (Prozessmanagement), S. 31 ff.

weisenden Ärzte, die Kassenärztliche Vereinigung) im Rahmen der Verbesserungsmaßnahmen zu berücksichtigen sind.[13]

Im Hinblick auf die geeignete Vorgehensweise - wobei dem Prozessmanagement aufgrund des hohen Grades der Arbeitsteilung medizinischer und pflegerischer Leistungen bei Reorganisationsmaßnahmen der Vorzug gegeben wird - entsteht eine Vielzahl unterschiedlicher Schnittstellen als „vorgesehene Transferpunkte".[14]

Dabei können sich Schnittstellenprobleme ergeben, die in Anlehnung an *Morra*[15], wie folgt unterteilt werden können:

- Schnittstellenprobleme *innerhalb* von Abteilungen,
- Schnittstellenprobleme *zwischen* den Abteilungen.

Beide Arten der genannten Schnittstellenprobleme sind in die Verbesserungsmaßnahmen einzubeziehen, was in der Konsequenz bedeutet, den kompletten Leistungserstellungsprozess ganzheitlich zu analysieren.

Nachstehende Anforderungen werden an die Krankenhausorganisationen zukünftig gestellt werden:[16]

- Werte- und Strukturwandel

---

[13] vgl. Warnke, S.: (Entwicklung), S. 2
[14] vgl. auch Brockhoff, K./ Domsch, M . (Schnittstellenmanagement)
[15] vgl. auch Morra, F.: (Krankenhausmanagement)
[16] siehe hierzu auch Eversheim, W.: (Unternehmensorganisation)

- Erhöhte Ansprüche an Produkte, hier: im Sinne medizinischer und pflegerischer Behandlungsqualität und Dienstleistungen
- Kommunikations- und Verkehrstechnologie, hier: im Sinne der Aufklärung von Patienten und der Logistik
- Wandel der Marktstruktur
- Technischer und medizinischer Fortschritt.

Dabei ist auch eine zunehmende Bedeutung von „Selbstverwirklichungswerten" bei gleichzeitigem Bedeutungsverlust von Pflicht- und Akzeptanzwerten zu konstatieren. Als Beispiel werden die Vorschläge zu den Veränderungen von Arbeitszeitsituationen genannt: z.B. „Job Enrichment", „Job Enlargement" oder „Job Rotation". Diese Veränderungen werden u.a. in den sich verschärfenden Arbeitssituationen auf den Pflegestationen sichtbar, die z.B. den Übergang von der Funktion- zur Bereichspflege zur Folge hatten.[17]

Im Hinblick auf eine sogenannte Fehlerkultur oder Sicherheitskultur soll hier nicht weiter auf die Qualitätsprüfungen konfessioneller Krankenhäuser eingegangen werden, die durch besondere Zertifizierungsverfahren – z.B. proCumCert inklusive KTQ - ihre Ausrichtung anders definiert haben. In diesen Verfahren wird zu den betriebswirtschaftlichen Dimensionen noch zusätzlich das

---

[17] vgl. Warnke, S.: (Entwicklung), S. 3f.

kirchliche, christliche und oder ethische Profil eines Unternehmens analysiert.[18]

Um den Patientenwünsche und –erwartungen[19] gerecht zu werden ist, ist ein Beschwerdemanagement in den Gesundheitseinrichtungen zu etablieren, welches als Ziel die frühzeitige Fehlerbehebung vorsieht. Zusätzlich ist ein Risikomanagement einzuführen, das die Gefahren für das Unternehmen vermeiden und beheben hilft.
Im Einzelnen werden zwei Säulen des Qualitätsmanagements – das Beschwerdemanagement und das Risikomanagement – im Rahmen der notwendigen Etablierung einer Fehler- und Sicherheitskultur vorgestellt.

2.1. Beschwerdemanagement

Ein strukturiertes Beschwerdemanagement ist ein wichtiges Element eines ganzheitlichen Qualitätsmanagements[20], in Ergänzung eines Risikomanagements und einer Qualitätssicherung. Die unerfüllten Erwartungen und Unzufriedenheitsäußerungen seitens der Patientinnen und Patienten sind für ein Krankenhaus sehr wichtig. Auch wenn die Qualität von medizinischer Leistung der

[18] vgl. u.a. Rier, A. (Hrsg.): (Qualität)
[19] siehe hierzu auch Kürten, Cl.: (Patientenwunsche)
[20] siehe Kap. 2.2. und Kap. 2.3.

Ärzteschaft und des Pflegedienstes augenscheinlich überzeugend sind,[21] so kann die Wahrnehmung des Patienten hierzu stark abweichen.[22]

Es muss das Ziel eines jeden Krankenhauses sein, eine hohe Patientenzufriedenheit zu erreichen, da unzufriedene Patienten außerhalb des Krankenhauses über die negativen Erfahrungen umfassend kommunizieren und Multiplikationseffekte erzielen.[23] Daher ist es wichtig, die Patientenzufriedenheit zu eruieren, strukturiert zu erfassen, zu bearbeiten und zu prüfen.[24] Hieraus lassen sich mögliche Risikopotenziale identifizieren und Maßnahmen zur Verbesserung der Behandlungsqualität und Patientenzufriedenheit ableiten.[25]

Dies kann durch ausgelegte Flyer (Faltblätter)[26] an den Patientenbetten geschehen, die von den Patientinnen und Patienten aus-

---

[21] Und wahrscheinlich von den meisten Patienten auch nicht objektiv beurteilt werden können.

[22] siehe hierzu auch Kürten, Cl.: (Patientenwünsche)

[23] Vielfach kommunizieren die Patientinnen und Patienten erst außerhalb des Krankenhauses über ihre Erfahrungen. Hintergrund dieses Verhaltens mag sein, dass sie Angst vor negativen Sanktionen während des Krankenhausaufenthaltes haben. Somit sind Patientenaussagen während des Aufenthalts differenziert zu bewerten; aussagekräftiger sind schriftliche und verbale Meinungsäußerungen am letzten Tag im Krankenhaus.

[24] In Großbritannien erfasst das staatliche Gesundheitswesen (National Health Service (NHS)) von jedem Krankenhaus über sog. Complain Departments die Zufriedenheit der Patientinnen und Patienten. Das Büro befindet sich stets im Eingangsbereich eines Krankenhauses und lässt sich leicht für die Patienten (und auch für die Angehörigen), insbesondere auf dem Weg aus dem Krankenhaus am letzten Tag erreichen. Beschwerden im britischen Gesundheitswesen (NHS) werden sehr ernst genommen und stets (positiv und negativ) sanktioniert. Sie sind Grundlage vieler - auch gesetzlicher - Entscheidungen.

[25] vgl. Palmer, S./ Heunke, M.: (Risiken), S. 304

[26] siehe hierzu auch Anlage 1

gefüllt und beschriftet werden können. Eine Abgabe dieser (ausgefüllten) Flyer - aber natürlich auch vom Patienten (und anderer Personen) selbst verfasster Schreiben - ist in den dafür ausreichend in den Gebäuden vorhandenen und besonders gekennzeichneten Briefkästen oder beim Pflegepersonal möglich.[27]

Es haben sich im Kontext der Total Quality Management-Diskussion Prinzipien des Beschwerdemanagements entwickelt, die sich wie folgt zusammenfassen lassen:

- (Beschwerde-) Zufriedenheit und kontinuierliche Verbesserung der betrieblichen Leistungen als Schlüsselfaktoren für den langfristigen unternehmerischen Erfolg.
- Kompromisslose Orientierung an den Bedürfnisse und Erwartungen der externen und internen Beschwerdeführer.

[27] Sinnhaft ist diese Form der Rückmeldung nur, wenn eine ausreichende Rücklaufquote zu konstatieren ist. So sind manche Krankenhausunternehmen - wie die MediClin GmbH - dazu übergegangen, dass der jeweilige Chefarzt die Patienten bei der Entlassungsuntersuchung nach dem ausgefüllten Patientenfragebogen befragt. Die Rücklaufquote hat sich dadurch erheblich steigern lassen und ist mit 60 bis 70% sehr gut. Die Chefärzte, die die Ergebnisse der Befragungen bei der Abgabe nicht kennen und auch nicht kennen sollten, konnten durch ihre Autorität und ihre Nachfrage bei den Patienten die Wichtigkeit des Rücklaufs deutlich machen. Hieraus entsteht eine Datenlage, die repräsentativ ist und mit der weitergearbeitet werden kann. Rücklaufquoten unter 20% - wie sie in manchen Krankenhäusern zu finden sind - sind wenig aussagekräftig und zeigen nur eine wage Tendenz auf.

- Beachtung der Prinzipien von internen Kunden-Lieferanten-Beziehungen im Rahmen der Beschwerdebearbeitung.
- Zugrundelegung von Ergebnissen der Beschwerdeanalyse und des Beschwerdemanagement-Controllings für anstehende Entscheidungen.
- Klares Bekenntnis des Top-Managements zu den Zielen des Beschwerdemanagements und starke Unterstützung der Aufgabenerfüllung.[28]

Es wird somit deutlich, dass die erfolgreiche Implementierung eines aktiven Beschwerdemanagements eine wesentliche Führungsaufgabe ist, die dazu führen muss, dass die kundenorientierte Denkhaltung im Unternehmen auf allen Hierarchieebenen gelebt wird.[29] Die Unternehmensleitung muss demnach Rahmenbedingungen schaffen, die ein aktives Beschwerdemanagement zulassen. Die konsequente Patientenorientierung beinhaltet auch einen spezifischen Umgang mit Fehlern, der in der Unternehmenskultur - hier verstanden als die Gesamtheit der in einem Krankenhaus geteilten Wertvorstellungen - verankert ist.[30] Diese Art des unternehmerischen Umgangs mit Fehlern wird auch „no-blame-culture"[31] oder „Fehlerkultur" genannt. Sie besteht einerseits darin, dass im Rahmen eines präventiven Qualitätsmanage-

---

[28] zit. Stauss, B./ Seidel, W.: (Beschwerdemanagement I), S. 355f.
[29] vgl. Stauss, B./ Seidel, W.: (Beschwerdemanagement I), S. 356
[30] siehe zum Begriff der „Unternehmenskultur" auch Sackmann, S.: („Kulturmanagement"), S. 157ff. und Kasper, H.: (Organisationskultur), S 118ff.
[31] vgl. auch Johnston, R./ Mehra, S: (Complaint Management)

ments alles versucht wird, Fehler im Vorhinein zu vermeiden. Andererseits orientiert man sich - gerade in einem Dienstleistungsbereich wie dem Krankenhaus – Fehler in Richtung der Patientenschaft bestmöglich zu korrigieren und im Hinblick auf die Zukunft abzustellen. Fehler werden somit als Information für Verbesserungsmöglichkeiten und nicht als primärer Indikator von Mitarbeiterschwächen bewertet.[32] Dabei wird deutlich, dass es nur in einem Klima der Offenheit und Sanktionsfreiheit möglich ist, aus den eigenen und fremden Fehlern zu lernen.[33] Die auftretenden Fehler werden somit zur „Lernquelle". Mitarbeiterinnen und Mitarbeiter erleben durch eine offene Fehlerkultur konkret, dass sie sich aufgrund von Beschwerdefeedbacks verbessern und weiter entwickeln können. Werden die Verbesserungen zu dem honoriert,[34] so wird für den viel zitierten Leitsatz „Beschwerden sind Chancen" das Verständnis in der Mitarbeiterschaft kommen.[35] [36]
Die Einführung des Beschwerdemanagements muss daher die Mitarbeiterinnen und Mitarbeiter u.a. sensibel für die Wichtigkeit dieses Instruments machen. So ist es unabdingbar, über die angesprochenen Flyer ein Feedback der Arbeitsleistung des Personals, des Zustands von Räumlichkeiten und Verpflegung, der Patientenerwartungen und -wünsche zu erhalten.

---

[32] vgl. Stauss, B./ Seidel, W.: (Beschwerdemanagement II), S. 518f.
[33] vgl. o.V: (Worte), S. 3f.
[34] z.B. im Rahmen eines Mitarbeiterwettbewerbs, der im Sinne eines „Kontinuierlichen Verbesserungsprozesses" (KVP) durch die Abteilung Qualitätsmanagements initiiert wird.
[35] vgl. Stauss, B./ Seidel, W.: (Beschwerdemanagement II), S. 638
[36] In diesem Zusammenhang wird auf die Fehlermöglichkeits - und Einfluss-Analyse (Failure Mode and Effects Analysis - FMEA) als eine formalisierte analytische Methode zur systematischen Erfassung und Vermeidung potenzieller Fehler hingewiesen; siehe hierzu Stauss, B./ Seidel, W.: (Beschwerdemanagement I), S. 460ff.

Dabei ist es vollkommen unwichtig, ob Patienten in der Lage sind, ein objektives Bild der Situation zu zeichnen. Der subjektive Eindruck reicht, um das Krankenhaus regional - schlimmstenfalls überregional und bei Kostenträgern - negativ zu klassifizieren. In der sich zunehmend wettbewerbsorientierten Landschaft von Gesundheitseinrichtungen wäre dies ein schlechtes Signal nach außen; wirtschaftlich negative, vermeidbare Folgen sind möglich.

Mitarbeiterinnen und Mitarbeiter müssen lernen, dass jede kritische Äußerung einer Patientin und eines Patienten stets eine Chance zur Verbesserung des gesamten Hauses ist und somit auch zur eigenen Arbeitsplatzerhaltung beiträgt.
Die „Complaint Ownership" im Krankenhaus muss unabdingbar an diejenige Person (z.B. Krankenschwester, Arzt), die von einem Patienten über ein Problem als erste informiert wird bzw. als erste Person ein Problem wahrnimmt, gebunden werden. Als „Eigentümer(in) der Beschwerde" muss diese Person der Beschwerde durch Meldung und Begleitung abhelfen.[37]

Es gehört also zu einem funktionierenden Beschwerdemanagement dazu, dass

- eine Beschwerdeabteilung als verantwortliche Stelle im Krankenhaus geschaffen wird,

[37] vgl. Stauss, B./ Seidel, W.: (Beschwerdemanagement I), S. 103; Genau hierin liegt in manchen Krankenhäusern das Problem: Durch die Existenz eines „Beschwerdemanagements" in Form einer Organisationseinheit fühlt sich die/ der Einzelne nicht mehr für die Beschwerde verantwortlich, obwohl die Beschwerde von ihr/ ihm erkannt und erfasst wurde.

- die personellen, zeitlichen, finanziellen und Arbeits-Mittel zur Erfassung von Beschwerden umfassend vorhanden sind,

- der Rücklauf von Beschwerden - mündlich oder schriftlich – ohne zeitliche Verzögerung und organisiert (nachvollziehbar) geschieht,

- dem Beschwerdeführer (Patient, Angehörige, niedergelassener Arzt, Krankenkasse, Mitarbeiter, Lieferant, Ministerium, Bezirksregierung, politische Mandatare, Medien/ Presse usw.) ein schnelles Feedback über den Bearbeitungsachstand gegeben wird,

- eine Auswertung in festgelegten Zeiträumen geschieht und ein Benchmarking implementiert wird,

- ein „Kontinuierlicher Verbesserungsprozess" (KVP) initiiert wird (inkl. positiver Sanktionierung; Preisverteilung),

- Maßnahmen zur Verbesserung personell, zeitlich und budgetär festgelegt und umgesetzt werden,

- turnusgemäße Zertifizierungsverfahren, Audits und Feedbacks als selbstverständlicher Bestandteil des Arbeitsalltags implementiert und akzeptiert werden.

2.2. Risikomanagement

Um den gesetzlichen Vorgaben einer Fehlervermeidung und Risikominimierung[38] gerecht zu werden, ist im Krankenhaus eine Etablierung eines umfassenden Risikomanagements unabdingbar, das in manchen Unternehmen besonderer Rechtsform wie einer Aktiengesellschaft, sowohl gesetzlicherseits vorgeschrieben als auch durch die "Interne Revision" überprüft wird. Aber nicht nur diese Unternehmen sollten sich mit der Implementierung eines Risikomanagements befassen - es gilt allgemein, dass das Risikomanagement hilfreich ist, um wirtschaftlich erfolgreich zu sein.

Das Risikomanagement beschreibt das grundsätzliche Vermeiden von Fehlern in den verschiedenen Bereichen des Behandlungs- und Funktionsablaufs. Auf die konkrete Behandlung des Patienten bezogen, zielt das Risikomanagement auf die Schadensprävention sowie auf die Vermeidung individueller und organisatorischer Mängel ab, die sich insbesondere im Bereich der Arbeitsteilung, Aufklärung, Dokumentation, Umsetzung gesetzlicher Vorgaben im Bereich der Gerätesicherheit und das richtige Verhalten nach einem Zwischenfall beziehen. Hieraus ergeben sich Aufgaben und Ziele des Risikomanagements:

- vorhandene Schadensquellen als latente Risiken aufzuspüren,
- Ursachen bereits eingetretener Komplikationen und Schadensfälle vorzubeugen,

[38] siehe hierzu Anlage 2

- die Vermeidung und der Ausschluss von Gefahrenpotenzialen.[39]

Die Ziele eines klinisch orientierten Risikomanagements umfassen konkreter gefasst

- die Etablierung einer Fehler- und Sicherheitskultur,
- die Erhöhung der Patientensicherheit,
- die Umsetzung der gesetzlichen Anforderungen,
- die Gewährleistung des Haftpflichtschutzes der Mitarbeiter.[40]

Eine systematische Fehlersuche und Schadensuntersuchung ist dem Risikomanagement immanent.[41] So entsteht gleichzeitig eine Fehler- und Sicherheitskultur im Unternehmen.

Der Erhalt eines effizienten und effektiven Risikomanagement-Systems (RMS) muss als Grundlage einer Risikostrategie formuliert werden, die die Definition und Kommunikation seiner Ziele zum Inhalt hat und in die Unternehmensstrategie und -planung eingebunden ist. In der Risikostrategie wird u.a. festgelegt, welche Verantwortlichkeiten und Berichtswege innerhalb eines RMS definiert sind. Damit schafft die Risikostrategie - allgemein betrachtet - die Rahmenbedingungen für den kontinuierlichen Risi-

---

[39] vgl. Koller, Chr./ Langsdorff, U. von: (Risikomanagement), S. 2
[40] vgl. Kraus, S.: (Risikomanagement), S. 2
[41] vgl. Koller, Chr./ Langsdorff, U. von: (Risikomanagement), S. 2

komanagementprozess. Die Risikostrategie wird in einem sog. Risikomanagementhandbuch dokumentiert.[42]

Voraussetzung für die Implementierung eines effizienten Risikomanagements ist neben den dargelegten Aufgaben und Zielen, die umfassende Unterstützung der Führungsebene. Dabei sind die Zuweisungen von Zuständigkeiten, Budgets und Personal genauso zu nennen wie die Klärung, wo das Risikomanagement im Organigramm verortet ist und welche Kommunikationslinien zur Umsetzung des Risikomanagements eingerichtet werden. Dabei ist wesentlich, wie die Krankenhausstruktur intern genutzt werden kann (EDV, Intranet, Printmedien) und mit welchen Abteilungen intensiv zusammengearbeitet werden muss (z.B. Abt. Projektmanagement wegen der Informationen, HA Finanzen wegen des Versicherungsmanagements).[43]

Das Risikomanagement wird auf der Grundlage der Risikostrategie in Form eines „Kontinuierlichen Verbesserungsprozesses" (KVP) im Krankenhaus eingeführt. Gemäß des bekannten PDCA-Zyklus (Plan-Do-Check-Act) sind die Prozessschritte im Risikomanagement zu durchlaufen. Das Risikomanagement ist als elementarer Bestandteil der wertorientierten Unternehmensführung und als Teil des Qualitätsmanagements zu verstehen.[44]

---

[42] vgl. Palmer, S./ Heunke, M.: (Risiken), S. 303
[43] vgl. Kraus, B.: (Risikomanagement). S. 5
[44] vgl. Palmer, S./ Heunke, M.: (Risiken), S. 303

Der Risikomanagement-Regelkreis wird als Prozess verstanden. der

- die Risikoidentifikation (Schritt 1),
- die Risikoanalyse (Schritt 2 und Schritt 3; Beschreibung und Beurteilung).
- die Risikobewältigung (Schritt 4) und
- die Risikosteuerung (Schritt 5)

systematisiert.

Um die Risikoidentifikation zu gewährleisten, kann das Krankenhaus Subsysteme und Module eines ganzheitlichen Risikomanagements implementieren. Beispielhaft seien genannt:

- Risiko-Audits
- Critical Incident Reporting Systems (CIRS)
- Beschwerdemanagementsysteme.

Das Risiko-Audit wird durch eine unabhängige Begutachtung des Klinikunternehmens oder vereinzelter Abteilungen herangezogen, um Risiken zu identifizieren, die die Patientensicherheit gefährden können. Es werden mögliche Risiko- und Fehlerpotenziale herausgearbeitet, die hinsichtlich ihrer Gefährlichkeit für das Unternehmen eingestuft werden. Die Betrachtung fällt auf Einzelrisiken und kumulierte Risiken.[45]

---

[45] vgl. Palmer, S./ Heunke, M.: (Risiken), S. 304

Um den Mitarbeiterinnen und Mitarbeitern im Krankenhaus die Möglichkeit zu bieten, freiwillig und anonym sowie unabhängig von Vorgesetzen Ereignisse mitzuteilen, die möglicherweise zu Schäden hätten führen können (sog. Beinahe-Fehler) und/ oder Risiken darstellen, wurde mit dem „Critical Incident Reporting System" (CIRS) ein probates Mittel gefunden.[46]

Dieses Meldesystem, das mit dem 1. Platz des Berliner Gesundheitspreises 2002 – entwickelt von Wissenschaftlern des Baseler Universitätsklinikums - ausgezeichnet wurde und ideenhaft aus der Luftfahrt der 1940er Jahren entliehen wurde, ist ein „Reporting", das helfen soll, kritische Zwischenfälle schnellstmöglich zu erfassen und zu analysieren. Dabei handelt es sich letztlich um ein anonymisiertes, allen Mitarbeitern zugängliches Intranet-Portal, durch das Fehlerentwicklungen und Fehlervermeidungen so gemeldet werden können, dass der Melder nicht zurück verfolgbar ist. Das System ist benutzerfreundlich und auf das Wesentliche im Datensatz reduziert. Für besonders seltene und atypische Ereignisse sowie als Pool für „Beinahe-Fehler" ist es ein geeignetes Berichtswesen.

Ein Problem kann es sein, dass banale Fehler gemeldet werden und bei manchen Fällen der jeweilige Vorfall nicht ausreichend exakt dargestellt wird. Dennoch ist es das "Aufmerksammachen", das wesentlich ist und quasi als Initialzündung zu weiterem Handeln dienen kann.[47] Man wird hierdurch der zentralen Anforderung an ein umfassendes, ganzheitliches Risikomanagement gerecht, da die Erfassung und Analyse von kritischen Ereignissen -

---

[46] vgl. Palmer, S./ Heunke, M.: (Risiken), S. 304

[47] vgl. o.V.: (Fehler), S. 8f.

ohne Eintreten eines Schadens - eine zentrale Handlungsbasis darstellt. Umfassende Potenziale zur Steigerung von Patientensicherheit und Behandlungsqualität können durch das CIRS erreicht werden. Mögliche Risiken werden frühzeitig identifiziert, bevor Schäden eingetreten sind. Die aktive und kritische Auseinandersetzung und Analyse von sog. Beinahe-Fehlern und deren Ursachen führen maßgeblich zu Verbesserungsmaßnahmen und zur Prävention von Fehlerquellen. Das Risikomanagement im Krankenhaus erfährt so - beispielsweise über ein webbasiertes Intranet - die Möglichkeit der Identifikation von Risiken und Sicherheitslücken.[48]

Ein weiteres wichtiges Element eines ganzheitlichen Risikomanagements ist das bereits angesprochene, strukturierte Beschwerdemanagement.[49]

Das „Zentrale Risikomanagement" ist für die Nachbearbeitung der im Risiko-Audit, CIRS oder im Beschwerdemanagement erfassten Ereignisse verantwortlich, die dann zentral gesteuert werden und Bestandteil der integrierten Risikoberichte sind.[50]

Grundsätzlich bedarf es für das Risikomanagement nachstehender Rahmenbedingungen:

- „Reifegrad" des Unternehmens (Vertrauen, Vorbild, Leitbild)
- Führungskultur

[48] vgl. Palmer, S./ Heunke, M.: (Risiken), S. 304
[49] siehe Kap. 2.1.
[50] vgl. Palmer, S./ Heunke, M.: (Risiken), S. 305

- Kommunikationskultur: Schuld-/ Fehler-/ Sicherheitskultur
- Informationsfluss: horizontal und vertikal
- Flexibilität
- Innovationsfreudigkeit
- Mitarbeiterorientierung.

Die Instrumente sind - neben der Fehlererfassung - das Schadensmanagement, das Beschwerdemanagement, Komplikationskonferenzen, Risikoaudits, anonyme Fehlermeldungen (siehe CIRS), Ursachenanalyse, die Fehlermöglichkeits- und Einfluss-Analyse (FMEA), das Risk-Assessment, strukturierte Fortbildungen und Schulungen, Schadenstatistiken und die externe Qualitätssicherung.

Zur Einführung eines Risikomanagements sind die Organisationsstruktur (Aufbau- und Ablauforganisation; z.B. Interdisziplinarität, Sitzungskalender, Zuarbeit von definierten Abteilungen) und die Ressourcen (z.B. Räume, Budget, Personal) zu klären. Zusätzlich ist zu definieren, welchen Anforderungen das Risikomanagement (z.B. systematisch, institutionalisiert, kundenorientiert, transparent, flexibel, unbürokratisch) gerecht werden soll.[51]
Die Einführung kann wie folgt umgesetzt werden:[52]

---

[51] vgl. Kraus, S.: (Risikomanagement), S. 4ff.
[52] Erstellt nach den Ausführungen von Kraus, S.: (Risikomanagement) S. 7ff.

1. Auftragserteilung

- Schriftliche Auftragserteilung an die QM-Abteilung
- Stellenbeschreibung
- Dienstanweisung für alle Bereiche erstellen (Dateneinholung, Umgang mit KVP)
- Vereinbarungen mit dem Vorstand festlegen
    - Schriftliche Festlegung der Aufbau- und Ablauforganisation
    - Zugriffsberechtigung schriftlich festlegen
    - Datenanforderung und Auskunftserteilung an das neu zu etablierende SG[53] Risikomanagement muss gewährleistet werden
    - Klärung der Haftung
    - Möglichkeiten der regelmäßigen Qualifikation, Fort- und Weiterbildung
- Öffentliche Bekanntmachung der Zuständigkeiten

2. Zieldefinition

- Verantwortlichkeit des Vorstands
    - Gesetzliche Vorgaben
    - Patientensicherheit
    - Kosten
    - Mitarbeiter, Sicherheit und Zufriedenheit
    - Image

[53] SG = Sachgebiet

3. Konzept (Stichpunkte)

- an den Zielen orientiert
- Ist-Analyse (extern/ intern)
- Übernahme von Teilen (Zentrierung) des bisherigen Risikomanagements aus anderen Unternehmensteilen (SG Interne Revision, SG Öffentlichkeitsarbeit/ Beschwerdemanagement, HA Finanzen (Versicherungsmanagement))
- Sensibilisierung der Mitarbeiterinnen und Mitarbeiter
- Sammlung und Kategorisierung von Risikomeldungen
- Weiterleitung der Meldung an den Vorstand (Festlegung des Turnus')
- Sollzustand festlegen lassen (Vorstand), Maßnahmenplan erstellen (Abt. Qualitätsmanagement), Weiterleitung an die Verantwortlichen
- Etablierung von Qualitätszirkeln (QZ)
- Meldung akuter Risiken an den Vorstand (Organisationsstruktur etablieren)
- Risikomanagement vor Ort (dezentral)
- Einführung des CIRS mittelfristig

4. Freigabe des Konzepts
    - Freigabe durch den Vorstand
    - Anschreiben an die Mitarbeiterinnen und Mitarbeiter durch den Vorstand und das SG Risikomanagement

5. Informationsveranstaltungen
    - Vorstellung des Konzepts
    - Moderation durch Vorstand und SG Risikomanagement
    - Permanente, aktualisierte Informationserstellung im Intranet

6. Umsetzung
    - Umsetzung des erstellten und genehmigten Konzepts
    - Zentrale/ dezentrale Umsetzung
        - zentral: Konzept, Ideen, Strategie
        - dezentral: kleine Teams, Kommunikationslinien und –wege

7. Auswertung/ Ergebnisse
    - Präsentation
    - Übertragbarkeit von Maßnahmen an alle Standorte des Unternehmens
    - Hausspezifikationen

8. Netzwerkaufbau

- Erfahrungsaustausch mit anderen Krankenhäusern
- Teilnahme an Veranstaltungen zur Intensivierung der Kontakte
- Ggf. Beitritt zu Interessenorganisationen

3. Schlussbetrachtungen

Als Kritikpunkt hinsichtlich der Etablierung einer Fehler- und Sicherheitskultur wird oft die Rolle der Mitarbeiter im TQM-geführten Krankenhaus bewertet, da ihnen in der Vergangenheit kein hoher Stellenwert bei der Fehlervermeidung eingeräumt wurde.
Die Mitsprache und Gestaltungsmöglichkeiten, die sich im Laufe der letzten Jahrzehnte für die Beschäftigten weiterentwickelt haben, haben aber positiverweise dazu geführt, dass sich viele Mitarbeiterinnen und Mitarbeiter aktiv an der Beseitigung von Schwachstellen im Unternehmen eingebracht haben. Das Lernen der Mitarbeiter in einem solchen System wird oft als „Single-Loop-Learning-Situation" bezeichnet.
Aber auch das als so genanntes Double-Loop-Learning bezeichnete qualifizierte Lernen, in dem Grundwerte und Normen der Krankenhausarbeit hinterfragt und möglicherweise modifiziert werden können, werden zwar in der Regel bisher nicht oder nur unvollkommen in die Lernprozesse der kontinuierlichen Verbesserung (KVP) eingebracht; sie entwickelten sich aber zusehends in den letzten Jahren erfolgreich.

Vielfach bleiben noch moralische Grundwerte und -lagen in der medizinisch, pflegerischen Krankenhausarbeit ausgeblendet. Damit zeigt sich, dass der Qualitätsbegriff, der dem TQM-Ansatz zugrunde gelegt wird, ein imaginärer und schwer definierbarer ist. Lt. *Mühlbauer* muss gerade hier - und insbesondere in den konfessionellen Krankenhäusern – kontinuierliche Verbesserungsarbeit geleistet werden.[54]

Häufig wird das TQM nach DIN ISO 9004 durchgeführt. Allgemeine Kritik an den DIN ISO 9000- Normen aber ist, dass es sich lediglich um einen „reinen Formalismus" handelt, den man vor allem als Marketinginstrument mit Zertifizierungsstempel zu betrachten hat. Entscheidend ist auch, dass keinesfalls Zertifikate dem Patienten zu einer verbesserten Transparenz bei der Krankenhauswahl verhelfen. Zertifizierte Krankenhäuser sind demnach nicht miteinander vergleichbar.
Krankenkassen und Patienten werden – so einige Meinungen - durch das Zertifikat in erster Linie in die Irre geleitet; nicht zertifizierte Krankenhäuser müssten demnach kein schlechteres Qualitätsmanagementsystem haben. In Folge dieser Kritik wäre zu konstatieren, dass ein nach DIN ISO zertifiziertes Krankenhaus vornehmlich einer Marketingpolitik folgt.[55] Somit ist letztlich nicht die Zertifizierung von Abläufen oder Organisationen wichtig, um die erfolgreiche Etablierung einer Fehler- und Sicherheitskultur in einem Unternehmen zu etablieren, sondern sie ist nur Ausdruck und Bestätigung dessen, dass einheitliche Regelungen im Krankenhaus gelebt und angewendet werden.[56]

Es muss festgestellt werden, dass ein noch so valides und differenziertes System zur Messung von Behandlungsqualitäten un-

---

[54] vgl. Mühlbauer, B. H.: (Qualitätsmanagement), S. 16
[55] vgl. Butthof, W.: (Qualitätsmanagement) S. 110
[56] siehe hierzu auch Müller, J.: (Qualitätsmanagement), S. 118ff.

terlaufen werden kann; also auch dann, wenn die Qualität schlecht ist. Dabei dürften fehlende Daten, Verwechslungen und ungenaue Medizingeräte die größten Verzerrungen ausmachen.[57] Demnach ist eine Risiko-Adjustierung (Risk-Adjustment) im Unternehmen zu etablieren, die einen Vergleich von tatsächlichen mit erwarteten Ergebnissen der Behandlung (beispielsweise der Mortalität) zum Inhalt hat.[58] Diese Risikoadjustierung wird durch das Beschwerdemanagement und das Risikomanagement weitestgehend gewährleistet.

Ob der Systemaufbau einer Fehler- und Sicherheitskultur in einem Krankenhaus so etabliert werden sollte wie hier dargelegt, ist eine Frage der jeweiligen Organisationsstruktur sowie der Aufgaben und Ziele, die das Beschwerdemanagement bzw. das Risikomanagement im Unternehmen haben sollten.[59]

Es entspricht der Kernbotschaft des Total Quality Managements TQM), dass ein ganzheitlicher Ansatz erforderlich ist, der durch das kompromisslose Engagement der Unternehmensleitung vorangetrieben wird. Dieser ganzheitliche Ansatz sollte gleichzeitig von der Einsicht und Bereitschaft der Mitarbeiterinnen und Mitarbeiter auf allen Hierarchieebenen getragen werden, um eine Patientenzufriedenheit über einen unternehmensweiten Qualitätsprozess zu erreichen, in dem unter Nutzung des Wissens- und Krea-

---

[57] vgl. Lüngen, M.: (Möglichkeiten), S. 34
[58] vgl. Lüngen, M.: (Möglichkeiten), S. 38
[59] siehe zu alternativen Strukturen eines RMS auch Müller, J.: (Qualitätsmanagement), S. 59ff.

tivitätspotenzials aller Beschäftigten eine ständige Verbesserung von Prozessen und Marktleistungen erfolgt.[60]

Grundsätzlich darf aber nicht vergessen werden, dass das wirtschaftliche Ziel eines Unternehmens - auch des Krankenhauses - die Gewinnmaximierung bzw. die Erwirtschaftung eines ausgeglichenen Unternehmensergebnisses ist.[61] Dies gilt nicht zum Selbstzweck, sondern zum Erhalt des Krankenhauses, um zum einen eine weitreichende medizinische Versorgung regional auch zukünftig zu gewährleisten und zum anderen als Wirtschaftsfaktor und Investitionsgeber der Region sowie als Arbeitsplatzgarant für die Mitarbeiterinnen und Mitarbeiter zu dienen.[62]

[60] vgl. Stauss, B./ Seidel, W.: (Beschwerdemanagement I), S. 19
[61] siehe hierzu auch Kerres, M./ Lohmann, H.: (Gesundheitssektor), S. 17f.
[62] siehe hierzu auch Faber, K.: (Vereinbarkeit), S. 98ff.

Literaturverzeichnis

a. Primärliteratur

Ament-Rambour, Christiana: (Prozessmanagement)
Prozessmanagement - Herzstück der Bewertung. Ohne funktionierende Prozesse keine gute Ergebnisqualität, in: o.V.: Qualitätsmanagement im Krankenhaus. Warum sind Kommunikation und Kooperation so schwierig? 8. Münchner Qualitätsforum 1998, München 1998, S. 31-35

Baumann-Verlag (Hrsg.): (Qualitätsmanagement)
Qualitätsmanagement, KU-Sonderheft 6/2001, Kulmbach 2001 (Baumann)

Bellabarba, Julia/ Schnappauf, Delf (Hrsg.): (Organisationsentwicklung)
Organisationsentwicklung im Krankenhaus, in: Schriftenreihe Organisation und Medizin, hrsg. von Hoefert, H.-W./ Büssing, A./ Fülgraff, G. M./ Rosemeier, H. P., Göttingen 1996 (Verlag für Angewandte Psychologie)

Brockhoff, Klaus: (Schnittstellenmanagement)
Schnittstellenmanagement, Stuttgart 1989 (Poeschel)

Bundesärztekammer (Hrsg.): (Leitfaden)
Leitfaden: Qualitätsmanagement im Deutschen Krankenhaus, hrsg. von der Bundesärztekammer (Arbeitsgemeinschaft der deutschen Ärztekammer) unter Mitarbeit von F. W. Kolkmann, I. Seyferth-Metzger, F. Stobrawa; München 1997 (W. Zuckschwerdt)

Butthof, Wolfgang: (Qualitätsmanagement)
Qualitätsmanagement im Krankenhaus. Zertifizierung und Qualitätssicherung am Beispiel von Dienstleistungsunternehmen, in: Konstanzer Schriften zur Sozialwissenschaft, Bd. 38, 1. Aufl., Konstanz 1996 (Hartung-Gorre)

Eversheim, Walter: (Unternehmensorganisation)
Prozessorientierte Unternehmensorganisation, Berlin 1995 (Springer)

Faber, Katrin: (Vereinbarkeit)
Zur Vereinbarkeit von Qualität und Wirtschaftlichkeit im Akutkrankenhaus. Eine ordnungstheoretische und ökonomische Analyse. Dissertation zur Erlangung des Doktors der Wirtschaftswissenschaft der Rechts- und Wirtschaftswissenschaftlichen Fakultät der Universität Bayreuth; Bayreuth 2002 (P.C.O.)

Geissen, Richard/ Mühlbauer, Bernd H. (Hrsg.): (Qualitätsmanagement)
Qualitätsmanagement im Krankenhaus: Praxis und aktuelle Entwicklungen, in: Management und Humanität im Gesundheitswesen, hrsg. von Bernd Mühlbauer und Peter Schallenberg, Bd. 1, Münster / Westfalen 2001 (LIT-Verlag)

Gietl, Gerhard/ Lobinger, Werner: (Risikomanagement)
Risikomanagement für Geschäftsprozesse. Leitfaden zur Einführung eines Risikomanagementsystems, München/ Wien 2006 (Hanser)

Hellmann, Wolfgang et al. (Hrsg.): (Pfadkostenrechnung)
Pfadkostenrechnung als Kostenträgerrechnung. Kalkulation und Anwendung von Patientenpfaden, Augsburg 2003 (ecomed)

Johnston, R./ Mehra, S.: (Complaint Management)
Best-Practice Complaint Management, in Academy of Management Executive, 16. Jg., Nr. 4, S. 145-154

Kasper, Helmut: (Organisationskultur)
Organisationskultur. Über den Stand der Forschung; Wien 1987 (Service Fachverlag)

Kerres, Martin/ Lohmann, Heinz: (Gesundheitssektor)
Der Gesundheitssektor: Chance zur Erneuerung. Vom regulierten Krankenhaus zum wettbewerbsfähigen Gesundheitszentrum; Wien 1999 (Ueberreuter)

Köck, Christian: (Qualitätsmanagement)
Qualitätsmanagement als Weg zur Organisationsveränderung im Krankenhaus, in: Bellabarba, J./ Schnappauf, D. (Hrsg.): (Organisationsentwicklung), S. 39-54

Koller, Christian/ Langsdorff, Udo von: (Risikomanagement)
Risikomanagement im Krankenhaus; Augsburg 2005 (economica)

Kraus, Brigitte (Risikomanagement)
Unterlagen zur Implementierung eines Risikomanagements in der Kliniken Nordoberpfalz AG, Weiden; Weiden 2008

Kürten, Claudio: (Patientenwünsche)
Unerhörte Patientenwünsche; München 1995 (CK)

Lüngen, Markus: (Möglichkeiten)
Möglichkeiten der ergebnisorientierten Vergütung stationärer Krankenhausleistungen in Deutschland. Ein Beitrag zur Qualitätssicherung bei einer pauschalierten Vergütung mit Diagnosis-Related-Groups (DRG). Inauguraldissertation zur Erlangung des Doktorgrades der wirtschafts- und sozialwissenschaftlichen Fakultät der Universität Köln, Köln 2001.

Morra, Francesco: (Krankenhausmanagement)
Wirkungsorientiertes Krankenhausmanagement, Bern 1996 (Haupt)

Mühlbauer, Bernd H.: (Qualitätsmanagement)
Qualitätsmanagement im Krankenhaus zwischen Akkreditierung, Zertifizierung und Total Quality Management, in: Geissen, Richard/ Mühlbauer, Bernd H. (Hrsg.): Qualitätsmanagement im Krankenhaus: Praxis und aktuelle Entwicklungen, in: Management und Humanität im Gesundheitswesen, hrsg. von Bernd Mühlbauer und Peter Schallenberg, Bd. 1, Münster / Westfalen 2001 (LIT-Verlag), S. 1-32

Müller, Jörg: (Qualitätsmanagement)
Umfassendes und nachhaltiges Qualitätsmanagement im Krankenhaus. Diskussion von Referenzmodellen und zukunftsorientierten Strategien im Rahmen der wissenschaftlichen Begleitung einer DIN EN ISO-Zertifizierung, Arbeitsbericht Nr. 01-2. Forschungsgruppe MEDIZINÖKONOMIE am Lehrstuhl für Betriebswirtschaftslehre und Operations Research der Universität Erlangen-Nürnberg, Nürnberg 2001

o.V.: (Fehler)
Der Fehler vor dem Fehler, in: Gesundheit und Gesellschaft, Spezial5/ 2003 - Berliner Gesundheitspreis 2002. Gesund*heid* - Fehlervermeidung und Sicherheitskultur. Qualitätsoffensive in Medizin und Pflege, Vorstellung der Preisträger; Bonn 2003 (AOK-Verlag), S. 8-9

o.V.: (Gesundheit)
Gesundheit und Gesellschaft, Spezial 5/ 2003 - Berliner Gesundheitspreis 2002. Gesund*heid* - Fehlervermeidung und Sicherheitskultur. Qualitätsoffensive in Medizin und Pflege, Vorstellung der Preisträger; Bonn 2003 (AOK-Verlag)

o.V: (Qualitätsmanagement I)
Qualitätsmanagement im Krankenhaus. Warum sind Kommunikation und Kooperation so schwierig? 8. Münchner Qualitätsforum 1998, München 1998

o.V.: (Qualitätsmanagement II)
Qualitätsmanagement, in: KU-Sonderheft 6/ 2001, Kulmbach 2001 (Baumann)

o.V: (Worte)
Offene Worte, in: Gesundheit und Gesellschaft, Spezial *5/2003* - Berliner Gesundheitspreis 2002. Gesund*heid* - Fehlervermeidung und Sicherheitskultur. Qualitätsoffensive in Medizin und Pflege, Vorstellung der Preisträger; Bonn 2003 (AOK-Verlag), S. 3-4

Palmer, Simonel/ Heunke, Matthias: (Risiken)
Risiken managen und beherrschen, in: Rau, Ferdinand/ Roeder, Norbert/ Hensen, Peter (Hrsg.): Auswirkungen der DRG-Einführung in Deutschland. Standortbestimmung und Perspektiven, 1. Aufl., Stuttgart 2009 (Kohlhammer), S. 301-312

Pinter, Erwig/ Swart, Enno/ Vitt, Karl-Dieter: (Praxis)
Praxis Umfassendes Qualitätsmanagement. Grundlagen und Erfahrungsberichte für die Einführung im Krankenhaus. Unter Mitarbeit von Sabine Philbert, Johann Wilhelm Weidringer, Thomas Werner, Frankfurt am Main 1998 (pmi)

Raidl, Monika E. (Qualitätsmanagement)
Qualitätsmanagement in Theorie und Praxis - eine Verbindung von Instrumenten der empirischen Sozialforschung und der Einsatz und Nutzen für die Praxis. Eine empirische Studie in einer süddeutschen Privatklinik, in: Profession, Folge 29, München/ Mering 2001 (Rainer Hampp)

Rau, Ferdinand/ Roeder, Norbert/ Hensen, Peter (Hrsg.): (Auswirkungen)
Auswirkungen der DRG-Einführung in Deutschland. Standortbestimmung und Perspektiven, 1. Aufl., Stuttgart 2009 (Kohlhammer)

Rier, Angela (Hrsg.): (Qualität)
Qualität durch Werte: proCumCert incl. KTQ in: KU-Sonderheft 4/ 2003, Kulmbach 2003 (Baumann)

Sackmann, Sonja („Kulturmanagement")
„Kulturmanagement": Läßt sich Unternehmenskultur „machen"?, in: Sandner, Karl (Hrsg.) Politische Prozesse in Unternehmen. Mit Beiträgen von T. Dyllick, A Kehrer, M. Lueger et al.; Berlin/ Heidelberg/ New York/ London/ Paris/ Tokyo 1989 (Springer), S. 157-183

Sandner, Karl (Hrsg.): (Prozesse)
Politische Prozesse in Unternehmen. Mit Beiträgen von T. Dyllick, A. Kehrer, M. Lueger et al.; Berlin/ Heidelberg/ New York/ London/ Paris/ Tokyo 1989 (Springer)

Stauss, Bernd/ Seidel, Wolfgang: (Beschwerdemanagement I) Beschwerdemanagement. Fehler vermeiden - Leistung verbessern - Kunden binden; 2. überarb. Aufl., Wien/ München 1998 (Hanser)

Stauss, Bernd/ Seidel, Wolfgang (Beschwerdemanagement II) Beschwerdemanagement. Unzufriedene Kunden als profitable Zielgruppe. 4., vollständig überarb. Aufl., München 2007 (Hanser)

Völkel-Lutz, Katrin (Qualitätsmanagement) Qualitätsmanagement im Krankenhaus. Qualitätsmanagement-Konzept, Zertifizierung und Leitbilddebatte, in: Edition Neuer Diskus, hrsg. von J. Dabisch, Oldenburg 2001 (Verlag Dialogische Erziehung)

Anlagen

1. "Haben Sie ein paar Minuten Zeit?"
   Patientenfrageboden der Kliniken
   Nordoberpfalz AG, Weiden
2. Gesetzliche Vorgaben des Risikomanagements;
   erstellt von B. Kraus (Kliniken Nordoberpfalz AG, Weiden)
3. Mitteilung an die Mitarbeiterinnen und Mitarbeiter vom 14.09.2009: Einführung eines Risikomanagementsystems

Fragen zum Aufenthalt in unserem Haus:

Auf welcher Station wurden Sie behandelt?

Station Nr.: ☐

Wie lange war Ihr Aufenthalt?

☐ Tage

Wie würden Sie unsere Klinik bewerten?
Geben Sie uns Sterne!
bitte ankreuzen

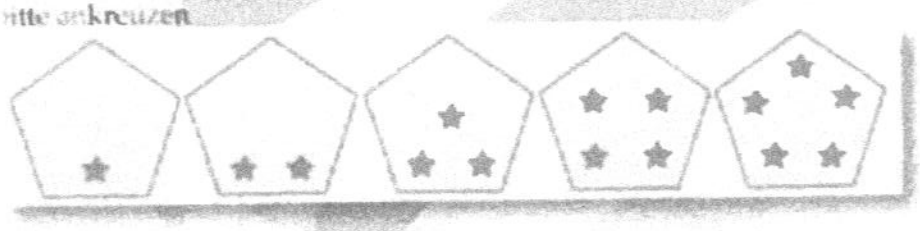

mangelhaft *bis* *sehr gut*

Fragen zur Person:
(alle Angaben sind freiwillig)

Alter: ☐ *Jahre*

Geschlecht: ○ *weiblich*

○ *männlich*

Hier ist Platz für Vorschläge, Reklamationen oder einfach für ein paar persönliche Worte, die Sie uns mitteilen möchten:

(*Auch ohne Namensnennung nehmen wir Ihre Anregungen gerne entgegen!*)

Datum: ______

Name: ______

Wir nehmen gerne mit Ihnen telefonischen Kontakt auf, falls Sie dies wünschen.

Ja ○ Nein ○

Telefonnummer: ______

Kliniken Nordoberpfalz AG

Klinikum Weiden

Haben Sie ein paar Minuten Zeit?

Wir sind bestrebt, Ihren Aufenthalt so angenehm wie möglich zu gestalten. Ihr persönlicher Eindruck interessiert uns sehr.

Können wir etwas verbessern?

Bitte helfen Sie uns dabei!
Auf den folgenden Seiten stellen wir Ihnen dazu einige Fragen.

Sehr geehrte Patientin, sehr geehrter Patient,

Ihre Meinung ist uns sehr wichtig!

Ihre Bewertung und Ihre Anregungen helfen uns, Probleme schneller zu erkennen und Verbesserungen einzuleiten. Teilen Sie uns Ihre Empfindungen mit.

Am wirkungsvollsten können wir auftretenden Problemen bereits während des Aufenthaltes begegnen. Sie brauchen Hilfe, Sie haben etwas auf dem Herzen? Bitte scheuen Sie sich nicht, das Stationspersonal, bzw. auch unser Beschwerdemanagement, Telefon im Haus 2001, Zimmer Nr. 20 16, Erdgeschoss, anzusprechen.

Ansonsten beantworten Sie bitte die nebenstehenden Fragen kurz vor oder nach Ihrer Entlassung, und geben Sie uns Sterne, von: 1 Stern (mangelhaft) bis 5 Sterne (sehr gut). Platz für weitere Anregungen finden Sie auf der Rückseite. Ein Briefkasten befindet sich in der Eingangshalle neben der Drehtüre. Die Postanschrift lautet:

Klinikum Weiden
Geschäftsleitung
Söllnerstr. 16
92637 Weiden

Vielen Dank für Ihre Mithilfe.

bitte ankreuzen — mangelhaft bis sehr gut

1. *Wie war Ihr Eindruck vom fachlichen Können der Ärzte?*
2. *Wie empfanden Sie die persönliche Zuwendung des ärztlichen Personals?*
3. *Wie fühlten Sie sich über Behandlungen, Eingriffe und weitere Behandlungsmöglichkeiten informiert?*
4. *Wurde das von Ihnen erwartete Behandlungsziel erreicht?*
5. *Sind Sie mit dem bisherigen Behandlungsergebnis zufrieden?*
6. *Wie wurden Sie auf die Situation nach der Behandlung/Entlassung vorbereitet (z.B. notwendige Hilfsmittel, Überleitung zur Reha usw.)?*
7. *Wie war Ihr Eindruck vom fachlichen Können des Pflegepersonals?*
8. *Wie empfanden Sie die persönliche Zuwendung des Pflegepersonals?*
9. *Wie empfanden Sie die Situation bei der Aufnahme im Bereich*
   a) *Verwaltung?*
   b) *med. Aufnahme auch Notaufnahme?*
10. *Wie fühlten Sie sich bei uns als Mensch verstanden?*
11. *Wie beurteilen Sie die Sauberkeit der Zimmer?*
12. *Wie fühlten Sie sich über Zeitpunkt und Organisation zu Untersuchungen, Visiten usw. informiert?*
13. *Wie bewerten Sie die Wartezeiten bei den Untersuchungen?*
14. *Wie beurteilen Sie die Qualität der Verpflegung in unserem Haus?*
15. *Würden Sie sich in Zukunft wieder bei uns behandeln lassen?*

Gesetzliche Vorgaben:

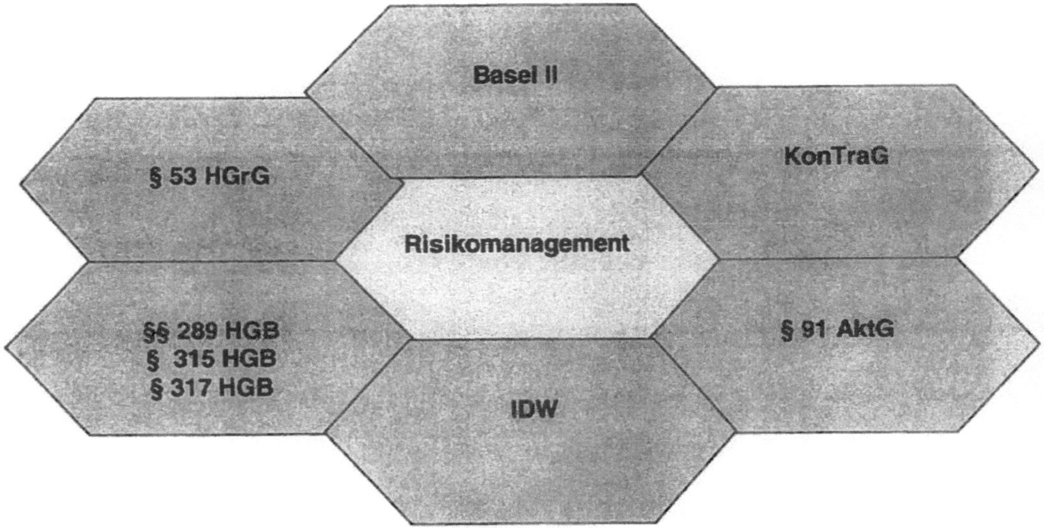

Qualitätsmanagement / Risikomanagement

Kliniken Nordoberpfalz AG

Frau Brigitte Kraus
Krankenhaus Neustadt
Zi.-Nr. 608
Tel.: (0 96 02) 77 191
Fax: (0 96 02) 944 77-738
brigitte.kraus@kliniken-nordoberpfalz.ag

14.09.09

Sehr geehrte Mitarbeiterinnen und Mitarbeiter der Kliniken Nordoberpfalz AG

Mit der Einführung eines Risikomanagementsystems, haben sich die Mitglieder des Vorstandes der Kliniken Nordoberpfalz AG für ein umfassendes Risikomanagement entschlossen.
Mit diesem Entschluss wurden folgende Ziele für die Kliniken Nordoberpfalz AG definiert:

- Unsere Sicherheitskultur weiter zu etablieren und zu stärken
- Die Patientensicherheit kontinuierlich zu verbessern
- Ökonomische Risiken zu minimieren
- Den gesetzlichen Anforderungen gerecht zu werden
- Die Mitarbeiterzufriedenheit /-sicherheit zu erhöhen
- Die Öffentlichkeitswirksamkeit zu fördern

Unser Unternehmen setzt zur Bearbeitung von potentiellen Risiken eine systematische Vorgehensweise ein, um

- Risiken zu identifizieren,
- zu bewerten und
- Maßnahmen zur Risikohandhabung auszuwählen und umzusetzen.

Zur Identifizierung aller wesentlichen Risiken, zur Erfüllung der gesetzlichen Anforderungen, zur frühzeitigen Erfassung und zur Analysierung und Überwachung der Risiken sind wir auf Ihre Mitarbeit angewiesen. Im Zuge dieser Risikoidentifizierung bitten wir Sie recht herzlich erneut die Ihnen bekannten, neu aufgetretenen Risiken zu melden.

Jede Ihrer Meldung/en wird analysiert und bearbeitet. Soweit gewünscht (freiwillige Namensmeldung) erhalten Sie eine Eingangsbestätigung Ihrer Meldung/en.
Natürlich steht es Ihnen frei auch völlig anonym zu bleiben. Zur besseren Risikobearbeitung bitten wir Sie unbedingt den Standort und die Abteilung anzugeben.
Für den Bearbeitungsstatus Ihrer Meldung/en sind wir auf Ihre persönliche Einschätzung in Bezug auf die Eintrittswahrscheinlichkeit (in %), der eventuellen Schadenshöhe (€, falls möglich), eventueller Konsequenzen für Ihren und anderen Bereichen und die Information welche Konsequenzen dies sein könnten dankbar und angewiesen (siehe KvpRisikoBogen Seite 2). Wir bitten Sie egal über welchen Meldeweg Ihre Risikomeldung eingeht, diese Angaben anzufügen.

Folgende Meldewege stehen Ihnen offen:

- KvpRisikoBogen per Papierform durch FAX oder Einwurf in den Risikobriefkasten vor Ort
- Persönliche E- Mail an die Sachgebietsleitung Risikomanagement

Namentlich gemeldete Risiken werden vertraulich behandelt und nicht an Dritte weitergeleitet!

Bitte senden Sie Ihre Risikomeldung/en bis zum 31.10.09 an die Sachgebietsleitung Risikomanagement.
Vielen Dank für Ihre Mitarbeit!

Mit freundlichen Grüßen

Josef Götz	Dr. Hinrichs Eibo	Kraus Brigitte
Vorstandsvorsitzender	Vorstand	SGL Risikomanagement

Autor:
Rolf Eibe HINRICHS,
geb. 1961 in Oldenburg i.O., Studium der Betriebswirtschaftslehre an der Westfälischen Wilhelms-Universität Münster/ W. und Wirtschaftsuniversität Wien (Magister rer. soc. oec. (Diplom-Kaufmann)); Studium der Politikwissenschaft (Nebenfächer: Neuere Geschichte, Kommunikationswissenschaft, Philosophie) an der Universität Wien (Mag. phil. (Diplom-Politologe)); Studien zum Krankenhausbetriebswirt (VKD) (Ingolstadt/ Osnabrück) und Master of Business Administration (HCM) (Deggendorf); Promotion zum „Doktor der Sozial- und Wirtschaftswissenschaften" (Dr. rer. soc. oec.) an der Wirtschaftsuniversität Wien; diverse Führungspositionen im deutschen und internationalen Gesundheitswesen (u.a. Kasachstan); seit 2007 verschiedene Lehr- und Forschungstätigkeiten; zzt. Hauptberuflicher Dozent an der Staatlichen Studienakademie Plauen (Sachsen) und Interimsmanager /Senior Consultant für unterschiedliche Gesundheitseinrichtungen; diverse Veröffentlichungen im Bereich des Gesundheitswesens, des Liberalismus' und des Personalmanagements.